Ueber die

von dem Herrn Geheimen Medizinalrath Dr. Link verfasste

Antikritik meiner Beurtheilung der neuen preufsischen Pharmakopöe von 1827.

Vom

Professor Dr. Schubarth

zu Berlin.

Aus dem Archiv für medizinische Erfahrung (Novbr. Decbr. 1828.) besonders abgedruckt.

Berlin, 1828.

Bei G. Reimer.

Herr Geheimer Medicinalrath *Link* hat in *Rust's* und *Casper's* kritischem Repertorium für die gesammte Heilkunde, Bd. XX. S. 163 — 214. eine Antikritik mehrerer über die preussische Pharmakopöe erschienenen Beurtheilungen einrücken lassen, unter denen sich auch die meinige befindet. Es scheint mir aber, als seien die Motive, weshalb ich über einzelne Gegenstände in der Pharmakopöe meine Missbilligung ausgesprochen, nicht selten missverstanden worden, — vielleicht weil ich, bei der Reichhaltigkeit des Stoffs, dieselben für einen Aufsatz in eine Zeitschrift nur kurz andeuten konnte. Ich finde mich deshalb bewogen, über mehrere Punkte meine Meinung weitläuftiger auseinanderzusetzen, und zugleich die von dem Herrn Geheimen Medicinalrath *Link* versuchte Widerlegung meiner Ausstellungen näher zu beleuchten.

Seite 21. *) In Betreff der Zahl der in der neuen Pharmakopöe, in beiden Theilen, aufgenomme-

*) Die Seitenzahlen beziehen sich auf den veranstalteten besondern Abdruck jener Antikritik.

nen rohen, zusammengesetzten und präparirten Mittel, hat sich, bei einer sorgsameren Zusammenzählung eine Vermehrung von 210 Artikeln, statt der in meiner Kritik angegebenen 190 ergeben.

Es heisst daselbst: „Alles was der Verf. von den Cosmeticis anführt, befindet sich im zweiten Theile, wo ihnen ein Platz vergönnt sein mag, zumal da *Formey* sie wünschte." Auch in diesen Theil gehören sie nicht! Ich kann nichts Besseres hierüber anführen, als was mein verehrter College, Herr Dr. *Bremer*, in seiner sehr gründlichen und schätzbaren Schrift: „Die Veränderungen und Zusätze, welche in die neueste pr. Pharmak. aufgenommen sind &c." Seite 103 u. f. über diesen Gegenstand gesagt hat, auf welche ich hier verweise.

Seite 22. Ich habe in meiner Beurtheilung die Anordnung der Droguen in der ersten Section der beiden Theile deshalb getadelt, weil sie unvermeidliche Inkonsequenzen mit sich führt, von welchen ich glaube genugsame Beweise beigebracht zu haben. „Da sie aber einmal beschlossen war, so konnte man sie nicht ändern," sagt der Herr Verf.; man hätte aber einen Beschluss nicht eher fassen sollen, bevor man sich nicht überzeugt, dass er auch, ohne auf Widersprüche zu gerathen, ausführbar sei! — Nur wenn man statt der officinellen die systematischen Namen Behufs der Anordnung der Droguen wählt, wie in der französischen und bairischen Pharmakopöe geschehen, ist eine mehr konsequente Ausführung möglich; nur dann kann man vermeiden, dass Copaiva balsamum und Balsamum indicum, Lignum campechianum und Quassia lignum und dergleichen mehr vorkommen. Diese Inkonsequenzen scheint aber der Herr Verf. für so konsequent zu halten, dass er meint: „der Konsequenz fehlt also nichts, als vielleicht Nitrum Spiritus fumans statt Nitri sp. fumans!"

Seite 23. Was meinen Tadel über Panis albus Mica betrifft, so sagt der Herr Verf.: „Der Arzt verschreibt aber, wenn er Sublimatpillen verlangt, nach dem Erfinder dieser Form, Mica panis albi, also muss das Wort, und zwar so, in der Pharmakopöe stehen. Deutsch heissen sie Sublimatpillen von Semmel.

Das Wort Mica bezeichnet in dem ärztlichen Latein die Krume des Brodes, im Gegensatz der Rinde, obschon es in der klassischen Latinität ein Bisschen, ein Krümchen bedeutet. Mica p. a. heisst daher Krume von Weissbrod, oder Semmelkrume. Dass man die Krume vom Weissbrod, und nicht die Rinde, zur Anfertigung von Pillen, nicht blos Sublimatpillen, gebraucht, gehört in eine Anleitung zum Abfassen der Rezepte, in der Pharmakopöe braucht blos Panis albus zu stehen, zumal da der Apotheker die Semmel und nicht blos die Krume, so wie die Eier, nicht die Dotter allein, einkauft, obschon auch Vitella ovorum in Recepten zu Emulsionen vorkommen!

Seite 24. „Simplicia ist ein gewöhnlicher Ausdruck für das, was der Apotheker nicht selbst bereitet. Nitrum gehörte immer darunter, obgleich es kein einfacher Körper ist. Materia pharmaceutica sind, nach Analogie von Mat. medica, eigentlich die Droguen, welche gar nicht für sich verschrieben, sondern nur zur Bereitung anderer Arzneimittel gebraucht werden."

Unter Simplicibus, im Gegensatz von Praeparatis und Compositis, kann man nur solche Arzneimittel verstehen, welche nicht selbst Composita und Praeparata sind, also rohe Naturprodukte.

Sehr treffend hat sich Herr Apotheker *Catel* in seinen „Freimüthigen Bemerkungen zur preussischen Pharmakopöe," einem mit grosser Sachkenntniss geschriebenen Buche, Seite 9, über diesen unlogischen Gegensatz erklärt. Die ältern Pharmakopöen nannten die rohen Arzneistoffe Materia pharmaceutica, oder Materia medica, wohl einsehend, dass Essig, Grünspahn, Salpeter, keine Simplicia sind! So ist in der Pharmacopoea Wirtembergica, Helvetica, Gallica, Hispanica, Londinensis, Edinburgensis, Dublinensis, Rossica der erste Theil „Materia medica" überschrieben, in der Pharmacopoea Saxonica, Batava, Bavarica, Lusitanica, Danica, Fennica, Polonica, Borussica ed. 1813 aber „Materia pharmaceutica" genannt. In der Ph. Suecica heisst die Ueberschrift des ersten Theils „Pharmaca simplicia et composita extra pharmacopolia venalia." Beweise genug, dass man unter Mat. pharmaceutica, im Gegensatz von Praeparatis und Compositis, sämmtliche Arzneimittel, sowohl rohe Naturprodukte, als Präparate chemischer Fabriken und Hüttenprodukte versteht, welche der Apotheker einkauft und zur weitern Bearbeitung verwendet, und dass die Benennung Simplicia, in der Bedeutung, wie sie der Herr Verf. unterlegt, nicht gewöhnlich ist. Man hätte also besser gethan, die ältere Bezeichnung „Materia pharmaceutica" beizubehalten, als statt derselben „Simplicia" zu setzen.

In Betreff der Angabe der Dosen bei den heroischen Arzneimitteln sagt der Herr Verf.: „Ich verweise auf das eben im Allgemeinen Angeführte und setze noch hinzu, dass Arsenicum, Jodum, Morphium für sich nicht gebraucht werden, also die Dosen fehlen können; letzteres ist bekanntlich in dieser Form unwirksam." Es scheint, als habe der Herr Verf. nicht an die Anwendung des Arseniks in Salbenform gedacht, in welcher dieselbe oft als ein Specifikum gegen Krebs angewendet wird! Kann nicht auch beim Verordnen eines äusserlichen Mittels, in dessen Mischung Arsenik eingeht, ein Versehen geschehen? Ist doch selbst bei der Solutio arsenicalis Fowleri, die doch innerlich gegeben wird, keine Dose angegeben! Es heisst aber in der Praefatio, pag. VIII. „*Medicamentorum, quae vulgo heroica vocant, addidimus doses.*" Nach dem Herrn Verf. kommt es aber freilich sehr darauf an, „was man heroisch nennt, und es sei besonders nöthig, den Begriff nicht zu weit auszudehnen;" aber Arsenik, sollte ich doch meinen, so gut wie Morphin, welches in Aether gelöst angewendet werden kann, und dann seine heftige Wirkung ausübt, sind ohne Zweifel heroische Mittel. — Es wird indessen Seite 16 zugegeben, dass einige Versehen vorgefallen sind, welche verbessert werden sollen.

Seite 25 verneint der Herr Verf., dass es statt Sulphuretum Kalii c. Sulphate kalico Trisulphuretum heissen müsse, „weil bei der Bereitung zu viel kohlensaures Kali vorgeschrieben sei." Nun steht aber in *Berzelius* Lehrbuch der Chemie Bd. I. S. 760: „Drittes Schwefelkalium wird erhalten, wenn man 100 Theile gewöhnliches wasserfreies kohlensaures Kali mit 58,22 Theilen Schwefel, oder weniger, schmilzt &c. — Setzt man dem kohlensauren Kali weniger als 58 Theile Schwefel zu (nämlich auf 100 Theile kohlens. Kali), so bleibt ein Theil von jenem unzerlegt, und mischt sich während des Schmelzens vollkommen mit dem Schwefelkalium."

Die Pr. Pharmakopöe schreibt 2 Theile kohlensaures Kali und 1 Theil Schwefel vor; es wird sich also, nach Obigem, das dritte Schwefelkalium, das Trisulphuretum, und nicht das erste, niedere, Sulphuretum bilden. Ich habe immixto Carbonate kalico darum nicht beigesetzt, weil es sich ja von selbst versteht, dass unzerlegtes kohlensaures Kali übrig bleibt. Was aber der Hr. Verf. sagen will, wenn er anführt: „nur wenn kohlensaures Kali vorhanden ist, kann man den Ausdruck Trisulphuretum gebrauchen, verstehe ich nicht, da doch aus dem Obigen einleuchtet, dass sich in diesem Falle unbedingt ein Trisulphuretum bildet!

Seite 26. findet derselbe den von mir ausgesprochenen Tadel, dass man Calcaria chlorinica als ein Synonym bei Chloretum Calcariae beigesetzt hat, sonderbar, und sagt: „wir führten dieses an, weil es auf den chemischen Fabriken oft so heisst; hielten wir es für chlorsauren Kalk, so hätten wir ja Calcaria chlorica sagen müssen, und der systematische Name wäre Chloras calcicus geworden!" Dass man alte Namen von Medikamenten, wie Sal mirabile Glauberi, Sal de Seignette u. a. unter den Synonymen fortführt, hat darin seinen Grund, weil sie einst allgemein üblich waren, und zum Theil es noch sind, weil sie, so oft auch die Namen chemischer Präparate dem Wechsel der Theorieen unterworfen sein mögen, unverändert bleiben werden, weil sie eben keine zeitgemässe Definition der chemischen Zusammensetzung in sich schliessen. (Ich beziehe mich auf das in meiner Beurtheilung der Pharmakopöe hierüber gesagte). Wenn man aber einen erweislich unrichtigen Namen, der, nach den Grundsätzen der neuern chemischen Nomenklatur gebildet, eine ganz falsche Angabe der chemischen Zusammensetzung enthält, in die Pharmakopöe aufnimmt, weil er auf chemischen Fabriken gewöhnlich sein soll, (zum wenigsten hätte man denn doch vulgo beisetzen müssen, wie bei Catechu und Bismuthum geschehen ist), so sanktionirt man ihn dadurch, statt dass man ihn hätte in Vergessenheit bringen sollen! Anstatt dass Besitzer chemischer Fabriken die Namen ihrer Fabrikate aus der Pharmakopöe entlehnen sollten, welche von wissenschaftlichen Männern ausgearbeitet worden ist, nehmen diese einen notorisch falschen Namen eines chemischen Präparats angeblich aus den Preiscouranten jener auf. Sonderbar! Und wird nicht Mancher durch den Namen Calcaria chlorinica verleitet werden, zu glauben, es sei wirklich das Präparat chlorsaurer Kalk, zumal da es nicht selten in medicinischen und technischen Schriften so genannt worden ist?

Es heisst ferner: „Chlorum Calcariae soll kein systematischer Name sein, er soll auch nicht alte Theorieen erwecken, er soll eine wörtliche Uebersetzung von Chlorkalk sein." Der deutsche Name Chlorkalk zeigt an, dass in dem so benannten Präparate Kalk mit Chlor verbunden, so wie Chlorgold dass Gold mit Chlor vereinigt sei. Nach den in jetziger Zeit üblichen zwei Methoden der Nomenklatur chemischer Präparate konnte der Name Chlorkalk nur entweder: Calcaria chlorata, oder Chloretum Calcariae übersetzt werden; am zweckmässigsten wäre der Name Calcaria oxymuriatica gewesen, (wie ich in meiner Beurtheilung gezeigt habe, und die Herren *Bremer* und *Catel* gleichfalls urtheilen), unbeschadet dass diese Benennung nach dem Herrn Verf. alte Theorieen erwecken soll, die doch eben so gut durch den gewählten Namen Gas acidi muriatici oxygenati, seu oxymuriatici erweckt worden sind, den die Herrn Verfasser in die neue Pharmakopöe selbst eingeführt haben! Aber konsequent wäre es doch gewesen, da in der ganzen Pharmakopöe die Namen nach der alten Theorie über die Natur der Salzsäure gebildet sind, (als Aqua oxymuriatica, Gas oxymuriaticum, Natrum, Calcaria, Baryta, Ammonium, Ferrum, Aurum, Hydrargyrum muriaticum), auch hier einen nach jener Ansicht gebildeten Namen zu wählen!

Es wird gesagt Chlorum calcariae sei eine wörtliche Uebersetzung von Chlorkalk. Nein, das ist sie nicht, denn eine wörtliche Uebersetzung muss die Bedeutung eines Wortes wiedergeben, das ist hier nicht der Fall. Was kann man sich bei Chlorum calcariae, wörtlich Chlor des Kalks, oder Kalkchlor, wie Herr *Catel* ganz richtig übersetzt, anders denken, als dass Chlor ein Theil, oder Bestandtheil des Kalks, oder ein Präparat sei, aus Kalk gemacht, so wie Acetum vini, einen aus Wein gefertigten Essig, und Sal tartari, ein aus Weinstein gefertigtes Salz, Aqua cinnamomi, ein aus Zimmt dargestelltes Wasser bedeutet? Eben so gut, als in der Pharmakopöe Schwefelspiesglanz Stibium sulphuratum, und Schwefelquecksilber Hydrargyrum sulphuratum übersetzt ist, und nicht Sulphur stibii und S. hydrargyri heisst, was sinnlos wäre, so muss auch Chlorkalk Calcaria chlorata (oder oxymuriatica) heissen. Endlich ist sogar die sogenannte wörtliche Uebersetzung von Chlorkalk nicht einmal, analogisch zu urtheilen, richtig, denn wenn man Schwefelleber Hepar sulphuris und nicht Sulphur hepatis, Chlorwasser Aqua chlori und nicht Chlorum aquae übersetzt, so hätte man doch füglich, um konsequent zu sein, sollen Calcaria chlori sagen!

Seite 27. Ich hatte den Namen Kali oxymuriaticum deshalb getadelt, weil er falsch ist und nicht das chlorsaure Kali, sondern das Chlorkali (oder chlorigsaure Kali) andeutet. Der Herr Verf. entgegnet, jener Name sei früher der gewöhnliche gewesen, und wir hatten keine Neigung, die alte Theorie von der oxydirten Salzsäure wieder hervorzurufen. Wegen des letztern beziehe ich mich auf das bei Chloretum calcariae eben gesagte, wo ich bewiesen habe, dass die Herausgeber diesem Vorsatz selbst nicht treu geblieben sind; was aber das erstere betrifft, so wäre allen Inkonsequenzen dadurch abzuhelfen gewesen, dass man gesetzt hätte: Kali muriaticum hyperoxygenatum, vulgo K. oxymuriaticum. Der Beisatz Kali chloricum ist dann ganz überflüssig, da unter den Synonymen Chloras kalicus steht. Ueberhaupt steht der Name Kali chloricum ganz vereinzelt da, denn in der ganzen Pharmakopöe ist unter den officinellen Namen kein zweites Beispiel einer solchen Namenbildung nach der Chlortheorie.

Auf derselben Seite wird meiner Bemerkung, dass Manganesium keine Synonyme für Braunstein (Manganhyperoxyd) sei, sondern ein französirter lateinischer Name für das Metall in demselben, entgegen gestellt: „Manganesium sei sehr gewöhnlich, und eben weil es ein sehr verunstalteter Name sei, habe *Buttmann* denselben in Manganum verwandelt." Diese Widerlegung trifft aber meinen Tadel ganz und gar nicht.

Seite 28. „Statt Gas acidi carbonici &c. will er Gas acidum c. &c.; aber, sagt der Hr. Verf., dieses ist nicht besser, denn es soll durch den Namen nicht angezeigt werden, dass das Gas sauer sei." Sonderbar! Gas acidi carbonici und Gas chlori würden, wie Chlorum calcariae, andeuten, dass das Gas ein Theil, Bestandtheil, Präparat aus der Kohlensäure und aus dem Chlor sei. Wohl aber ist die Kohlensäure und das Chlor gasförmig, ein Gas, also muss es, Gas acidum carbonicum, und nicht Gas acidi carbonici, Gas chlorum und nicht G. chlori nach der grammatikalischen Regel von der Apposition („Wenn zu einem Substantivo, oder Pronomini personali, ein anderes Substantivum, der Erklärung wegen, hinzugesetzt wird, so stehen sie beide in gleichem Casu.") heissen!

„Aurum muriaticum sei unrichtig, weil noch Chlornatrium hinzukomme. — Soll denn der Arzt einen langen Namen auf seine Vorschrift setzen?" Um das fragliche Präparat, da es aus Chlorgold + Chlornatrium (= salzsaurem Goldoxyd + salzs. Natron) besteht, richtig zu benennen, müsste der Name Aurum natronato - muriaticum heissen. Ist denn aber dieser Name länger, als die in unsrer Pharmakopöe ganz gewöhnlichen: Hydrargyrum ammoniato - muriaticum, Cuprum sulphurico - ammoniatum, Hydrargyrum stibiato - sulphuratum, Ammonium carbonicum pyroleosum &c., welche eine richtige Angabe der chemischen Beschaffenheit der Präparate enthalten, wogegen Aurum muriaticum glauben macht, es sei das fragliche Präparat reines Chlorgold, oder salzsaures Goldoxyd, was es denn doch nicht ist. — Der Einwurf des Herrn Verf. ist also unbegründet!

Was die Benennungen Acetum, Oxymel, Vinum colchici betrifft, so habe ich die Ungleichförmigkeit in Vergleich mit Acet., Oxymel scilliticum rügen wollen, und vorgeschlagen, statt colchici lieber colchicum zu setzen, wie denn auch in der sächsischen Pharmakopöe Oxymel colchicum steht. (Passender wäre allerdings das Umgekehrte, nämlich Acet., oxym. scillae zu sagen, zumal da schon Tinct. scillae eingeführt ist, so wie es auch besser sein würde Mel rosarum statt rosatum zu setzen, da man ja Syrupus papaveris und nicht papaveratus schreibt.) Der Herr Verf. führt dagegen an: „Erstlich sind die Namen nicht von uns gebildet, sondern von *Störk*, und überall angenommen, und zweitens würde Acet. colchicum Essig aus Kolchis heissen. —

Wörtlich übersetzt heisst allerdings Acet. colchicum kolchischer Essig, aber unbeschadet der Richtigkeit, weil die Pflanze, welcher dieser Essig seine Heilkräfte verdankt, bei den Alten ἐφημερον κολχικον, d. h. die kolchische Tagepflanze, auch κατ᾽ ἐξοχην κολχικον, d. h. die kolchische Pflanze heisst: sie wurde am Fluss Tanais, auch in der Gegend von Kolchis gefunden. Eben so nannten die Alten das Kupfer Aes cyprium auch Cyprium, weil es auf Cypern sich fand; daher mortarium, pyxis, vas cyprium, wörtlich übersetzt cyprischer Mörser, Büchse, Geschirr heissen, obschon damit, wie bekannt ist, kupferne Gefässe gemeint sind. Dadurch ist aber noch nicht behauptet, dass jener Essig von Kolchis komme, oder dort zubereitet werde, oder diese Geräthe auf Cypern gefertigt seien! So heisst Aqua regia wörtlich übersetzt Königliches Wasser, obschon es nicht von Königen gemacht wird, sondern nur andeuten soll, dass es den König der Metalle, das Gold, auflöst. Man sagt auch Aqua Regis, Königswasser und Niemand deutet es so, als sei es das Wasser vom König! Wer würde auch jene bekannte Stelle im *Horaz* de arte poëtica 300, „tribus Anticyris caput insanabile," wörtlich nehmen wollen!

Bei der Abfassung einer Pharmakopöe müssen die zu gebenden Vorschriften, Beschreibungen, Erklärungen, unbeschadet der nöthigen Kürze und Bündigkeit, deutlich und allgemein verständlich, mit schlichten Worten abgefasst werden. Rednerische Ausschmückungen, dichterische Phrasen, schwülstige Redensarten sind hier eben so wenig passend, als unwissenschaftliche Ausdrücke, wenn sie auch übrigens der Sprache nicht fremd sind. Es liegt am Tage, dass wir in einer Pharmakopöe kein Ciceronianisches Latein erwarten können, weil einmal eine Pharmakopöe ihrem Inhalt nach ganz und gar nicht zu einer philosophischen und rhetorischen Behandlung des Gegenstandes geeignet ist, und zweitens Vieles lateinisch gegeben werden muss, was den Alten ganz fremd war, wofür es bei ihnen keine Wörter giebt. Um so mehr muss man sich aber bemühen, das Buntfarbige eines Pharmakopöelateins, welches aus Wörtern des klassischen Alterthums, des Mittelalters und der jüngsten Zeit zusammengesetzt ist, nicht noch anstössiger zu machen.

Von diesem Gesichtspunkt ausgehend, habe ich einige, bei weitem nicht alle, in der neuen Pharmakopöe vorkommenden Verstösse gegen die Latinität und den einer Pharmakopöe angemessenen Styl getadelt.

Es ist ein Unterschied zwischen weiss und farblos; weiss erscheinen uns undurchsichtige oder durchscheinende Substanzen, wenn sie das Licht ohne Farbenzerstreuung zurückwerfen, dagegen durchsichtige Körper farblos, wenn sie das Licht durchlassen, ohne merkliche Farbenzerstreuung. Wir müssen daher auch diese beiden verschiedenen Eigenschaften der Körper durch verschiedene Bezeichnungen im Lateinischen ausdrücken. Albus deutet weiss an, im Gegensatz von schwarz, und coloris expers, wenn es auch, was der Herr Verf. anführt, keine Autorität bei den Alten haben sollte, die Farbenlosigkeit einer Flüssigkeit. „Einigemal hat man albus (nämlich für farblos) gebraucht, sagt derselbe, wohl nicht falsch, denn *Mare, quia a sole collucet, albescit* sagt Cicero." In jener Stelle des Cicero, in den Academicor. priorum libr.

II. cap. 33. heisst es: „*Mare illud, quod nunc, Favonio nascente, purpureum videtur, idem huic nostro videbitur, nec tamen assentietur; quia nobismet ipsis modo coeruleum videbatur, mane ravum; quodque nunc, qua a sole collucet, albescit et vibrat, dissimileque est proximo continenti.*" Es soll durch das Wort albescit ein Gegensatz von purpurem, coeruleum und ravum angedeutet werden, dass das Seewasser beim Sonnenschein, wenn es nur kleine Wellen schlägt, (vibrat) spiegelt, das Licht ohne Farbenzerstreuung zurückwirft, und deshalb glänzend, silberfarbig, nicht farblos erscheint. denn einmal ist es in der That in Masse nicht farblos, und zweitens ist die Zurückwerfung des Sonnenlichtes von der Oberfläche des Wassers viel zu stark, als dass der grünlichblaue Schein des Seewassers bemerkt werden könnte. Uebrigens ist auch in der Pharmakopöe nicht von albescere, sondern von albus die Rede, welches stets in jener oben angegebenen Bedeutung vorkommt, wozu Beläge in jedem guten Wörterbuch sich finden.

Seite 29. sagt der Herr Verf. gegen meine Bemerkung, dass der figürliche Ausdruck respuens aquam unedel sei, und darum verwerflich: „Aber so unedel ist er nicht: *Sunt, qui consolationem istam respuant* von *Cicero* findet der Verf. in jedem Wörterbuch." Die Stellen in der Pharmakopöe, auf welche Bezug genommen ist, heissen nämlich: Lycopodium, pulvis subtilissimus, aquam respuens, und aurum, metallum flavum, oxygenium respuens.

Das Wort respuere bedeutet, ausser dem wörtlichen „ausspeien, durch Speien von sich geben," auch figürlich „von sich stossen, nicht annehmen, verwerfen, missbilligen" (repudiare, aspernari); in dieser Bedeutung kann es nur auf lebende Wesen mit Selbstbestimmung bezogen werden. Es wird daher von den vorzüglichern Schriftstellern der klassischen Latinität auch nur von Menschen gebraucht, die etwas mit Verachtung zurückweisen, von sich stossen, wie die von dem Hr. Verf. beigebrachte Stelle selbst beweist, nicht von unbelebten Gegenständen. Zwar kommen allerdings, aber nur bei *Plinius* Stellen vor, wo von nicht belebten Dingen jenes Zeitwort gebraucht wird, als: „materia respuens secures und mola ferri ictum et aciem respuens," doch wird schwerlich Jemand dieselben als Beläge einer vorzüglichen Latinität ansehen, welche Nachahmung verdiente. — Die Herausgeber der neuen Pharmakopöe müssen auch selbst, wenigstens vorübergehend, die Härte im Ausdruck und das Unpassende desselben gefühlt haben, da sie eine ähnliche Stelle bei Argentum, wo in der frühern Auflage gleichfalls oxygenium respuens stand, in „non oxydatur" umgewandelt haben. — Inkonsequent!

Endlich muss ich noch der Behauptung des Hrn. Verf., dass ich jene Stelle aus *Cicero*, die er oben angeführt hat, in jedem Wörterbuch finden könne, widersprechen, denn sie steht weder in *Schellers* Wörterbuch (Ausgabe in 5 Bänden) noch in *Schütz* Lexicon Ciceronianum!

Seite 30 führt der Hr. Verf. eine Stelle aus *Columella* an, um mich zu widerlegen, dass irrorare oleo vorkomme, welchen Ausdruck ich als dichterisch, und nur vom Thau, nicht vom Oel anwendbar, getadelt hatte. Dieses Citat, auf welches der Hr. Verf. einen besonderen Werth zu legen scheint, da er dahinter !!! setzt, beweist aber nichts gegen meine Behauptung, dass dichterische Phrasen und rednerische Ausschmückungen in eine Pharmakopöe nicht passen; vergleiche oben Seite 944.

Ich habe in meinen Bemerkungen über die Pharmakopöe behauptet, der bei Hydrarg. muriat. mite pag. 180 vorkommende Satz: hinc in aethere coctus (scil. Calomel) addendo aquam calcariae &c. nullum demittat praecipitatum, sei unrichtig, es müsse heissen Aether, quocum Calomel coctus fuerit, addendo &c. nullum demittat praecipitatum, weil, wenn Sublimat unter dem Calomel sei, sich ersteres im Aether durchs Kochen auflöse und dann derselbe mit Kalkwasser &c. die characteristischen Niederschläge gebe; Calomel aber mit Aether gekocht allerdings beim Zusatz von jenen Reagenzien Niederschläge bedinge. Dagegen meint nun der Hr. Verf.: „aber der Schwefeläther lässt das Präcipitat nicht fallen, sondern das was darin aufgelöst ist. Wer den Aether vom Calomel nicht durch Filtriren scheiden, sondern sogleich Kalkwasser &c. hinzuschütten wollte, möchte die Pharmakopöe nicht gebrauchen können. Ueberhaupt sollen die Erkennungsmittel der Reinheit nur angedeutet werden, das Verfahren dabei genau zu beschreiben bleibt den Lehrbüchern überlassen. Deutlicher wäre es allerdings, wenn hinzugesetzt wäre: addendo liquori filtrato &c."

Was die erste Behauptung anbelangt, dass nicht der Aether, sondern das was in demselben aufgelöst sei, nämlich in dem obigen Falle das Sublimat, das Präcipitat fallen lasse, so ist, unbeschadet der Richtigkeit der Behauptung des Herrn Verf., dennoch der Augenschein dafür, dass der Aether unter jenen Voraussetzungen Niederschläge fallen lässt; denn diese schlagen sich aus dem Aether als Auflösungsmittel des Sublimats nieder, der Aether lässt sie niederfallen. — In Betreff der zweiten Bemerkung, dass die Erkennungsmittel der Reinheit blos angedeutet werden sollen, beziehe ich mich auf das im Allgemeinen über die Art und Weise, wie eine Pharmakopöe abzufassen, oben Seite 943 Gesagte. Die Pharmakopöe kommt nicht blos in die Hände erfahrner und wissenschaftlich ausgebildeter Pharmaceuten und Aerzte, welche wohl wissen, wie man Calomel auf einen Gehalt an Sublimat prüft, und allenfalls errathen können, was gemeint sei, wenn auch die Angabe in der Pharmakopöe ganz unlogisch ausgedrückt ist, sondern auch in die Hände solcher, welche in chemischen Prozessen minder erfahren sind, und aus derselben Belehrung schöpfen wollen. Wird nicht Jemand, wenn er sich nach den Worten der Pharmakopöe „*Calomel in aethere coctus nullum demittat praecipitatum*" streng richtet, in Versuchung gerathen können, das in Aether gekochte Calomel mit Kalkwasser zu behandeln??

Ich habe ferner den Ausdruck liquor supernatans getadelt, weil man wohl sagt, Oel schwimmt auf Wasser, aber nicht Wasser schwimmt auf einem Niederschlage. Nach den Lehrsätzen der Physik lässt sich erweisen, dass ein solcher Ausdruck ganz irrig ist. Hiergegen bringt nun der Hr. Verf. zwei Stellen aus *Columella* bei, wo von mustum und passum gesagt wird „supernatant."

Seite 944 ist behauptet worden, dass unwissenschaftliche Ausdrücke, selbst wenn sie der Sprache nicht fremd sind, in eine Pharmakopöe nicht aufgenommen werden sollen. Dies findet auch hier, so wie an manchen andern Stellen Anwendung, wovon hernach noch mehr. Es wird nämlich in der Hydrostatik bewiesen, dass, wenn ein Körper auf Wasser schwimmt, er mit einem Theile seines Volums in dasselbe eintaucht, während er sich mit dem andern über dem Wasserspiegel erhält, und zwar taucht er so tief in die Flüssigkeit ein, auf welcher er schwimmt, dass ein Volum Flüssigkeit, gleich dem eingetauchten Theil des schwimmenden Körpers, gleiches Gewicht mit dem letztern besitzt. Wie kann nun aber von einer Flüssigkeit, die einen Niederschlag bedeckt, gesagt werden, sie schwimme auf demselben?! Die citirten Stellen aus *Columella* sind hier, wo es auf wissenschaftliche Ausdrücke ankommt, von gar keinem Gewicht.

Seite 31. Ich habe die Sprachfehler getadelt, welche bei der Bildung folgender vier Wörter: pyrooleosus, antihystericum, hydroiodicum, antiepilepticus begangen worden sind, und behauptet, es müsse pyroleosus, anthystericum, hydriodicum, antepilepticus heissen. Hiegegen meint der Hr. Verf., „was das letzte Wort betrifft, so hätte ich Recht, es sei ein Schreibfehler, aber wegen der übrigen drei sehr Unrecht; jeder Philolog würde mich darüber bescheiden.“

Wenn in einem zusammengesetzten Worte das erste ein Nomen ist und das zweite mit einem Vokal anfängt, so kann der Bindevokal o nur dann gesetzt werden, wenn das zweite Wort in der älteren Sprache das Digamma hatte; ist letzteres nicht der Fall, so ist von dem Bindevokal o nicht die Rede. Da nun kein mit dem Digamma versehenes Wort mit ol beginnt, so ist die Zusammensetzung pyro-oleosus falsch, es muss pyroleosus heissen. — Was hydroiodicus betrifft, so kann man hydroiodicus bilden, weil ιον das Digamma hatte, es ist aber durchaus nicht unrichtig hydriodicus zu setzen, da auch bei ursprünglich digammirten Wörtern die Attiker oft den Bindevokal o weglassen, wie bei φιλεργός, φίλοινος, αἰχμάλωτος. Vergl. *Buttmanns* gröss. griech. Gramm. Bd. 1. S. 28. §. 6, u. Bd. 2. S. 348. §. 120. Anm. 6. — In Betreff der Wörter antihystericus und antiepilepticus gilt die Regel, dass die Attiker in der Zusammensetzung das ι in ἀντι vor einem Vokal nie stehen lassen; mithin muss es anthystericus und antepilepticus heissen. Vergl. *Buttmann* a. a. O. Bd. 1. S. 125. §. 30. 3. und Bd. 2. S. 354. 7. nebst Anmerk. 14.

Hoffentlich wird der Herr Verf., der mich an jeden Philologen verwiesen, gegen die Autorität eines *Buttmann* nichts einzuwenden haben!

„Den Ausdruck ultimum in vitro dispensetur nennt der Verf. Deutschlatein," heisst es weiter, „eben so wohl kann er praecipitare, destillare, sublimare Deutschlatein nennen." Sonderbar! Nicht das Wort dispensare habe ich gemeint, als ich von Deutschlatein sprach, voraussetzend, dass ein Jeder sogleich einsehen werde, wie ganz sprachwidrig es sei, ultimum, statt posterius zu setzen. Ultimum deutet das äusserste, entfernteste an, und kann nicht in der Bedeutung letzteres im Gegensatz von ersterem, gebraucht werden, wozu jedes Lexikon die Beläge giebt.

„Ad aquosi exhalationem heisse nach Verdunstung der Wässrigkeit. — Warum nicht des Wässrigen?" Erstlich habe ich ad nicht nach, sondern bis zur übersetzt, und zweitens wollte ich im Vorbeigehen bemerklich machen, dass der Gebrauch des Adjektivum aquosum statt aqua gar nicht im Latein üblich ist, so wie auch das deutsche Wort „Wässrigkeit," in dem Sinne, wie es in der Pharmacie noch oft gebraucht wird, gleichfalls unwissenschaftlich ist. Denn was ist die Wässrigkeit anders, als Wasser? Warum daher nicht lieber dieses Wort?

Seite 32. verweist mich der Herr Verf. in Betreff der Bestimmung, welches kohlensaure Kali zur Prüfung des Essigs angewendet werden solle, was unter Acetum nicht angegeben worden ist, auf das Verzeichniss der Reagenzien; dort stehe Kali carbonicum e Tartaro. — Aber vergebens habe ich dort, pag. 330, nach Kali carbon. e T. gesucht, es steht nicht da! Liquor Kali carbon. e T. kann doch der Herr Verf. nicht meinen, denn der ist zum Behuf jener Prüfung nicht vorgeschrieben!

In Bezug auf meine Rüge wegen des Chlorgehalts der Salpetersäure sagt der Herr Verf.: „Seit langer Zeit reinigt man die Salpetersäure von Salzsäure durch salpetersaures Silber auf eine sehr bekannte Weise, welches die Gegenwart dieser Säure neben Chlor beweist (dass Chlor in der unreinen Salpetersäure vorhanden sei, giebt die Pharmakopöe nicht an, es ist blos von Salzsäure die Rede) denn Chlor schlägt Silber nicht nieder!!!"

Wenn man zur Darstellung der Salpetersäure einen mit Digestiv- und Kochsalz verunreinigten Salpeter anwendet, so erzeugt sich auf Kosten eines Theils Salpetersäure, welche etwas Sauerstoff abgiebt, aus dem Chlorkalium (und Chlornatrium) Kali (und Natron), welche sich mit Schwefelsäure verbinden, ferner salpetrige Säure und Chlor. Es enthält also die aus einem durch Chlormetalle verunreinigten Salpeter dargestellte Salpetersäure salpetrige Säure und Chlor in sich. Zum Belag des Gesagten, — wenn anders noch über einen Gegenstand, der so einfach und klar ist, Beläge nöthig sind — mögen zwei Stellen aus *Thénard traité de chimie T. II. p.* 182 dienen, wo es heisst: *il est vrai, que souvent le nitre, dont l'on fait usage, est mêlé d'un peu de sel marin, que ce sel est décomposé, et que son acide, en agissant sur l'acide nitrique produit de chlore et d'acide nitreux.* Ferner *pag.* 183. *Acide extrait par le procédé, qu'on vient de décrire, contient en dissolution de l'acide nitreux, ce qui rend jaune, un peu de chlore &c.; les premiéres portions, qui passent, sont l'acide nitreux et le chlore.* Auf eine gleiche Weise erzeugt sich, wenn man in Salpetersäure Kochsalz oder Salmiak auflöst, Goldscheidewasser oder Königswasser, indem ein Theil Salpetersäure Sauerstoff ans Natrium abgiebt, Natron bildend, welches sich mit dem andern Theil unzersetzter Salpetersäure vereint, wodurch salpetrige Säure entsteht und Chlor ausgeschieden wird. (*Berzelius* Lehrb. d. Ch. Bd. 1. Seite 613.)

Mischt man, um Königswasser darzustellen, Salpeter- und Salzsäure, so erzeugt sich, indem der Wasserstoff der Salzsäure sich mit Sauerstoff aus der Salpetersäure verbindet, Wasser und salpetrige Säure, und das Chlor der Salzsäure wird frei. *Berzelius* sagt (Lehrb. Bd. 1. S. 613.) „es bildet sich in dieser Flüssigkeit Chlor auf Kosten der Salpetersäure, welche vom Wasserstoffe der Salzsäure zu salpetriger Säure reducirt wird." Desgleichen *Thénard* a. a. O. pag. 512. — Und doch soll nach dem Herrn Verf. Salzsäure in der Salpetersäure als Verunreinigung vorkommen! Unbegreiflich! Aber, sagt derselbe, Chlor schlägt die Silbersolution nicht nieder, und die unreine Salpetersäure giebt doch einen Niederschlag mit Silbersolution, also muss Salzsäure in der Salpetersäure sein!

Leitet man reines, aus Braunstein, Kochsalz und Schwefelsäure ohne Wärme entbundnes, durch kaltes Wasser gewaschnes, also von allem salzsauren Gas befreites, Chlorgas in eine Silbersolution, so erzeugt jede Blase, welche durchströmt, einen weissen in Salmiakgeist löslichen Niederschlag, Chlorsilber. Lässt man reines Chlorgas in destillirtes Wasser streichen, umhüllt das Gefäss mit dichtem Papier, und setzt dann etwas Silbersolution hinzu, so entsteht derselbe Niederschlag und zwar in reichlicher Menge. Leitet man reines Chlorgas in chemisch reine Salpetersäure, in rauchende Salpetersäure, welche vorher die Silbersolution nicht niederschlugen, so geben beide darauf bedeutende Niederschläge mit jener. Wie kann nun aber hier, wo Chlor in Salpetersäure, in rauchende Salpetersäure geleitet wurde, Salzsäure sich bilden, welche nach dem Herrn Verf. allein die Silbersolution niederschlagen soll?? Dass übrigens Salzsäure nicht allein jene Auflösung fällt, beweisen die Chlormetalle, die auch Niederschläge geben, ohne Salzsäure zu enthalten, vermöge ihres Chlorgehalts, vergl. *Berzelius* Lehrb. d. Ch. Bd. 2. S. 439. wo es heisst: „Chlormetalle erkennt man an ihrer Eigenschaft mit salpetersaurem Silber einen Niederschlag zu geben, der in allen Säuren unauflöslich ist."

Bei Nitrum habe ich die Angabe der Darstellungsweise des Salpeters getadelt, weil nicht durchs Auslaugen der Erde aus Kuh- und Schaafställen Salpeter gewonnen wird, sondern durchs Vermodern an der Luft sich erst eine genugsame Menge salpetersaurer Salze bildet, die man dann auslaugt. Der Hr. Vf. sagt hierüber, die technische Bereitungsart sei immer im Kurzen angegeben, wobei ich an das oben, Seite 943 gesagte erinnere, dass, unbeschadet der Kürze und Bündigkeit, doch alles richtig und allgemein verständlich ausgedrückt werden muss. „Wie übrigens der Salpeter nicht mit Natrum muriaticum, sondern mit Kali muriaticum verunreinigt sein soll, begreife ich nicht, da man doch bei chemischen Arbeiten oft genug das Gegentheil erfährt." Der Hr. Vf. verweist mich auf jedes Lehrbuch der Chemie, namentlich auf das von *Berzelius*. Wahrscheinlich ist aber dem Hrn. Vf. folgende Stelle in jenem Lehrbuch, Bd. 2, Seite 501, entgangen, wo es heisst: „Chlorkalium wird als Nebenprodukt erhalten bei verschiedenen chemischen und pharmaceutischen Operationen, besonders bei der Salpeterraffination, wobei das gewöhnlich Kochsalz genannte, während der Abdampfung anschiessende, Salz grösstentheils aus diesem Salze besteht!!" Mir ist es endlich auch nicht unbegreiflich, dass Kali muriaticum den Salpeter verunreinigt, weil nicht allein der Urin der grasfressenden Thiere Chlorkalium enthält (*Gmelin* Handb. d. Chemie B. 2. S. 1643.), sondern auch besonders die aus Holzasche gefertigte Lauge, mit welcher man den salpetersauren Kalk und Magnesia zerlegt (*Gmelin* a. a. O. Seite 1656, *Berzelius* Lehrb. Bd. 3. S. 1223.) Uebrigens wird der Herr Verf. auch in andern Werken über Chemie, ausser *Berzelius*, als in *Klaproth* und *Wolffs* Wörterbuch der Chemie, Artikel Salpeter, in *Thénard traité de chimie T.* 3. *pag.* 248. u. f., in *Pfaffs* Handbuch der analytischen Chemie Bd. 1. S. 152. Beläge dafür finden, dass Kali muriaticum im Salpeter vorkommt!

Seite 33. sagt der Verf.: „der Strich zwischen zwei Zahlen heisst bis." Bei Anisi oleum steht gr. + 5 — 7; ist dieses nicht undeutlich? Erstlich fehlt die Angabe, welche Grade gemeint sind, (hierüber sollte eine allgemeine Angabe zu Anfang der Pharmakopöe stehen, wie solches in andern guten Pharmakopöen geschehen, in der unsrigen aber vergessen worden ist), zweitens ist ein — hinter einem + nicht anders als minus zu lesen. Man hätte in diesem Fall der Deutlichkeit wegen + 5° ad 7° setzen sollen.

In Ansehung der Ungleichförmigkeit in den Angaben zur Bereitung von Aurum muriaticum und Liquor Auri muriatici habe ich die Darstellungsweise des letztern, aus Gold, Salpetersäure und Salmiak darum getadelt, weil es ein ganz unwissenschaftliches Ver-

Verfahren ist, Königswasser, wie vor alten Zeiten, aus Salmiak und Salpetersäure zu verfertigen. Hierauf antwortet der Herr Verf. „weil das Reagens nur gebraucht wird, um Goldpurpur zu erzeugen, welcher bekanntlich am besten gelingt, wenn man auf die von uns angegebene Art verfährt.“ Dagegen führe ich an, dass *Pfaff* in seinem Handb. d. analyt. Chemie, die Goldauflösung zum Behuf chemischer Untersuchungen mit gewöhnlichem Königswasser, aus Salz- und Salpetersäure bereitet, darstellen lehrt (Bd. 1. Seite 235.), desgleichen die Pharmac. bavarica, pag. 285, hannoverana, pag. 154.

Seite 34. „Der Galmei auf den Apotheken ist keineswegs ein Silikat, sondern kohlensaures Zinkoxyd.“ Wenn der in den Apotheken sich vorfindende Galmei kohlensaures, nicht kieselsaures Zinkoxyd ist, wie behauptet wird, so müssen die Apotheker im Einkauf ein besonderes Glück haben, denn nach der mangelhaften Beschreibung in der Pharmakopöe: „*Est substantia lapidea, dura, grisea aut flavescens, fractura terrea*“ ist es wahrhaft unmöglich, den Zinkspath vom gemeinen Galmei zu unterscheiden, da eine bedeutend grosse Aehnlichkeit zwischen beiden Arten von Galmei herrscht, und eine chemische Prüfung der einzelnen Stücke nicht verlangt werden kann. Es wird nicht unpassend sein, hier eine Stelle aus *Catel's* Schrift herzusetzen, welcher von dem Artikel Baryta sulphurica nativa (Seite 17) sagt, was ebenfalls auch für den Galmei gilt, „hier ist leider eine so unvollständige mineralogisch-chemische Beschreibung gegeben, dass gewiss Niemand, der den Schwerspath nicht genau kennt, ihn aus der gegebenen Characteristik erkennen wird. Wenn aber bei der Klettenwurzel und andern sehr bekannten Vegetabilien eine so lobenswerthe Genauigkeit in Herzählung äusserer Merkmale stattfindet, so sollte man dies bei den wichtigern mineralischen Körpern, die in den Arzneischatz aufgenommen sind, wohl auch erwarten &c."

Der Herr Verf. schliesst seine Antikritik mit den Worten: „Einige Ungleichheiten und Auslassungen sind von dem Verf. mit Recht gerügt." Ob ich nur allein Ungleichheiten und Auslassungen mit Recht gerügt habe, und im Uebrigen, wo ich meinen Tadel ausgesprochen, im Irrthum befangen war, mögen meine geehrten Leser entscheiden.

Druckfehler.

Seite 15.	Zeile 7. v. o.	purpureum statt	purpurem.
— 16.	— 2. v. u.	13 statt	944.
— 18.	— 1. v. o.	13 —	943.
— 18.	— 13. v. u.	14 —	944.
— 23.	— 13. v. u.	13 —	943.

FSC
www.fsc.org
MIX
Papier | Fördert
gute Waldnutzung
FSC® C083411

Zeitfracht Medien GmbH
Ferdinand-Jühlke-Straße 7
99095 Erfurt, Deutschland
produktsicherheit@kolibri360.de